NOUVELLES ÉTUDES LARYNGOLOGIQUES

DES CONDITIONS PHYSIOLOGIQUES

DE LA

LARYNGOSCOPIE

ET DES OPÉRATIONS INTRA-LARYNGIENNES.

MOYEN PRATIQUE D'OBTENIR

LA

TOLÉRANCE GUTTURALE

PAR

Le Dr H. GUINIER (DE CAUTERETS)

Agrégé libre, etc.

L'HIVER (A TOULOUSE)

2me ÉDITION

LU A LA SOCIÉTÉ DE MÉDECINE

TOULOUSE

ÉDOUARD PRIVAT, LIBRAIRE-ÉDITEUR

RUE DES TOURNEURS, 45

1882

NOUVELLES ÉTUDES LARYNGOLOGIQUES

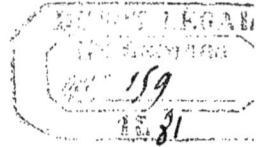

DES CONDITIONS PHYSIOLOGIQUES

DE LA

LARYNGOSCOPIE

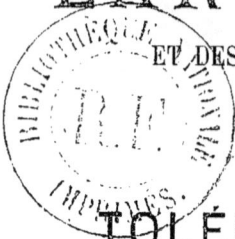

ET DES OPÉRATIONS INTRA-LARYNGIENNES.

MOYEN PRATIQUE D'OBTENIR

LA

TOLÉRANCE GUTTURALE

PAR

Le Dr H. GUINIER (DE CAUTERETS)

Agrégé libre, etc.

L'HIVER (A TOULOUSE)

2me ÉDITION

(LU A LA SOCIÉTÉ DE MÉDECINE)

TOULOUSE

ÉDOUARD PRIVAT, LIBRAIRE-ÉDITEUR

RUE DES TOURNEURS, 45

1882

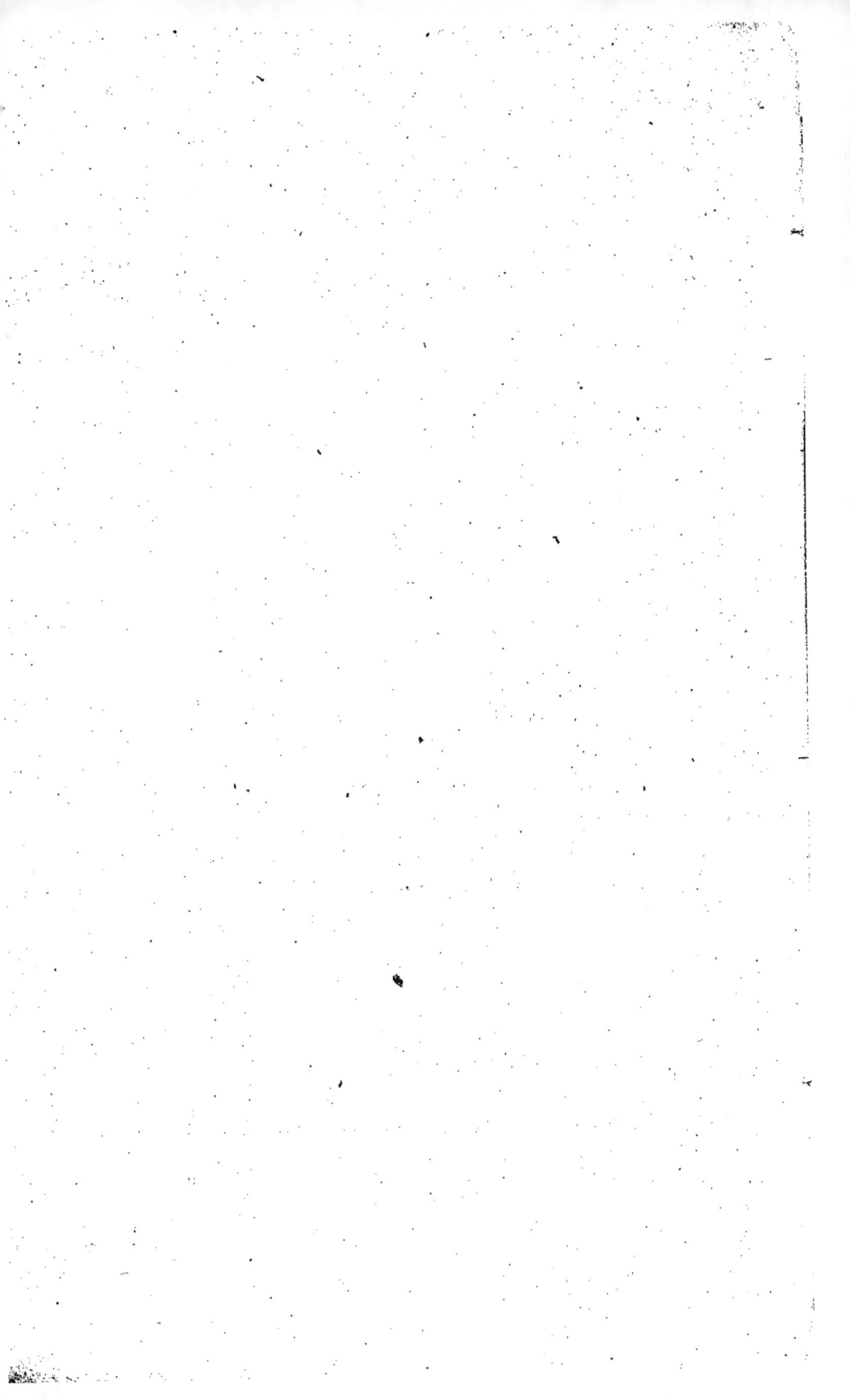

DES CONDITIONS PHYSIOLOGIQUES

DE LA

LARYNGOSCOPIE

ET DES OPÉRATIONS INTRA-LARYNGIENNES.

MOYEN PRATIQUE D'OBTENIR

LA

TOLÉRANCE GUTTURALE

11 mars 1881.

Tandis que l'étude des maladies des principaux appareils anatomiques allait se perfectionnant, tandis que leur diagnostic surtout avait acquis, dans ces derniers temps, une précision prodigieuse, l'*appareil vocal* semblait condamné à rester en dehors de ce grand courant de recherches et d'acquisitions nouvelles. On ne possédait aucun moyen suffisant d'investigation applicable sur le vivant, et les *desiderata* du livre déjà vieux de Trousseau et Belloc attendaient toujours une réponse.

En 1860, la connaissance des *maladies chroniques du larynx* en était encore, en France, au même point où se trouvait celle des maladies de la poitrine avant la découverte de l'auscultation. Il lui manquait un diagnostic direct.

Le pas immense que Laennec avait fait faire à l'étude des

maladies de poitrine avait été presque sans aucun résultat pratique pour celle des maladies du larynx.

Depuis longtemps, il est vrai, en présence des incertitudes de l'auscultation du cou, des renseignements incomplets fournis par l'exploration tactile du larynx, soit dans sa cavité, soit à travers ses enveloppes, on avait bien pressenti que la seule condition sérieuse du diagnostic local de ses maladies, surtout *chroniques*, c'était l'observation *visuelle* de sa fonction ; on avait bien soupçonné que le seul moyen d'y voir clair dans la classe nombreuse et si variée des altérations de la voix, c'était en réalité d'y *regarder*, c'est-à-dire d'*inspecter*, *à l'aide du regard*, les profondeurs mêmes de l'organe malade. Mais tout s'était borné à quelques rares essais, tentés dans certains cas exceptionnels ; et le résultat de ces manipulations maladroites, non seulement n'avait encouragé personne, mais avait au contraire augmenté la conviction de l'inutilité de pareilles tentatives.

On peut, en effet, citer Cagniard de la Tour (1825), Senn (1829), Bennati (1832), parmi les premiers *expérimentateurs* dans cette voie nouvelle.

Babington notamment se sert, en 1829, d'un véritable *laryngoscope*. Il emploie deux miroirs : l'un, plus petit, destiné à recevoir au fond du gosier l'image laryngienne ; l'autre, plus grand, destiné à renvoyer sur le premier les rayons solaires. Mais aucune observation ne nous permet d'apprécier l'utilisation de cet instrument pour l'examen de la cavité du larynx; tout au plus dût-il être employé, d'après le nom de *glottiscope* que lui donna Babington, à inspecter seulement la *base de la langue*.

Baumès, de Lyon, propose encore, en 1838, un miroir de la largeur d'une pièce de 2 francs, armé d'une petite tige de bois ou de baleine, et muni d'une vis de rappel pour varier son inclinaison. Ce miroir, présenté à la Société de médecine de Lyon comme un *instrument susceptible de rendre le larynx accessible au regard*, est l'objet d'un rapport dans lequel le docteur Rougier semble même pressentir la *rhinoscopie*.

Bientôt après, Liston (1840) précise le procédé opératoire en des termes qui, ce semble, ne laissent rien à désirer :

« La vue des parties — dit-il à propos de l'*ulcération de la glotte* — peut s'obtenir *quelquefois* à l'aide d'un spéculum, tel que le miroir des dentistes, fixé au bout d'une longue tige, préalablement chauffé dans l'eau chaude, introduit la face réfléchissante tournée en bas et très profondément dans la gorge. » (*Chirurgie pratique*, p. 417.)

Voilà bien, en effet, la *théorie* du laryngoscope formulée en des termes très-précis. Mais, de là à la réalisation facile de l'examen visuel du larynx, et surtout à la vulgarisation de cet examen, il y a encore bien loin.

Que manque-t-il donc à la laryngoscopie pour se fonder désormais sur une base pratique ? Pourquoi le laryngoscope reste-t-il relégué dans l'arsenal des instruments de pure théorie ?

Disons-le sans hésitation : il manquait un *larynx accessible*. Et, à l'heure actuelle, la laryngoscopie serait encore à créer; on en serait encore à soupçonner, comme Trousseau, l'opportunité de ses services, si Garcia, Czermak, Moura et moi-même, nous n'avions pas eu un *larynx accessible*, si nous n'avions pas su étudier et résoudre *sur nous-mêmes* les difficultés de cette délicate exploration.

En 1854, Manuel Garcia inaugure l'*autolaryngoscopie*. Il voit et observe l'action des *cordes vocales* pendant la *respiration* et la *phonation*.

C'est là l'entrée en exercice de la laryngoscopie ; à ce moment, elle s'affirmait par d'utiles et légitimes applications.

Et cependant le mémoire si remarquable du professeur de chant de Londres n'eut quelque retentissement qu'au seul point de vue *physiologique ;* il ne servit qu'à l'étude de la *fonction vocale.*

Pas plus en Angleterre qu'en France, il ne fut question de répéter des expériences considérées comme un *tour de force* absolument exceptionnel.

En Allemagne pourtant, tandis que Turk, dans son service de l'hôpital général de Vienne, se livrait à quelques essais diagnostiques, — peu encourageants parce qu'il avait seulement expérimenté sur autrui, — un physiologiste distingué, Czermak, témoin de ces recherches, en comprit les difficultés. Se prenant alors lui-même comme sujet d'expérimentation, à l'exemple de Garcia, il arriva vite à un succès inespéré.

Grâce à une conformation personnelle des plus favorables, Czermak ne tarda pas à mesurer et à apprécier l'importance et la variété des applications de cet examen visuel. Dès lors, se livrant sur les autres et sur lui-même à des études suivies, il créa l'*art* et le *manuel opératoire* de la laryngoscopie.

Instrumentation, éclairage, tout est simplifié et perfectionné.

L'emploi de la lumière artificielle, concentrée au moyen d'un miroir réflecteur concave, remplace les rayons trop inconstants du soleil. Les deux facteurs principaux de la laryngoscopie, *l'éclairage* et la *réflexion de la lumière,* sont méthodiquement réglés. Voilà pour l'instrumentation.

Du côté du patient, il faut vaincre certains obstacles de *position* d'organes, tels que la *base de la langue* et l'*épiglotte,* qui s'interposent entre le larynx et le miroir guttural, couvrent en partie l'ouverture vestibulaire et empêchent d'en scruter toute la cavité. Il faut donner à ces organes — dont la mobilité dépend bien en partie de la volonté, mais dont les mouvements réflexes ou involontaires sont en opposition avec de pareilles exigences — une position favorable à une complète exploration.

Czermak y arrive, grâce à sa patience d'observation, à sa dextérité, grâce surtout, répétons-le, à des organes modèles, en quelque sorte façonnés pour de pareilles expériences.

Remarquons toutefois que Czermak ne paraît pas avoir eu à lutter, sur lui-même, contre une grande *susceptibilité tactile* de son propre gosier, puisqu'il ne nous dit rien des moyens qu'il aurait dû employer pour surmonter ce premier et important obstacle.

A partir de Czermak, la laryngoscopie existe; elle se recommande par de merveilleuses applications, que revendiquent à la fois la physiologie, la pathologie et la thérapeutique.

Connue seulement de quelques initiés, parmi lesquels il faut surtout citer Semeleder, il ne lui manquait plus que la consécration d'un témoignage public.

C'est en 1860 que le voyage à Paris et les expériences publiques de Czermak inaugurent, en France, l'ère nouvelle de l'examen visuel du larynx, de la trachée et de l'arrière-cavité des fosses nasales.

Un médecin français, Moura, répète avec succès, à Paris, les expériences de Czermak; il réunit ses propres recherches autoscopiques à celles du professeur allemand, et, à son tour, il crée la *méthode française de l'éclairage du larynx* par la flamme d'une lampe dont l'éclat est concentré au moyen d'une lentille.

Dès lors, la laryngoscopie tend à se généraliser. Mandl, Ch. Fauvel, Ch. Bataille, Fournié, Krishaber, etc., s'efforcent de perfectionner encore les instruments d'éclairage. Le soleil, la lumière Drummond, le gaz d'éclairage, la lumière au magnésium, la lumière électrique sont tour à tour expérimentés.

De nombreux malades jouissent du bénéfice du nouveau moyen de diagnostic.

Les applications physiologiques et thérapeutiques les plus variées sont les premières conséquences de tant d'efforts.

Cependant, malgré des progrès considérables, on semble rester encore dans une période difficile d'essais et de tâtonnements. Pourquoi, en effet, ce luxe d'appareils variés, si la méthode d'application est définitive et facile?

Il faut bien le reconnaître, en effet : malgré ses conquêtes successives, malgré l'appropriation et le grand perfectionnement des appareils d'éclairage, le nombre et l'importance des publications destinées à faire connaître et à vulgariser le nouveau moyen de diagnostic, la multiplicité des démonstrations publiques faites dans les grands hôpitaux ou les dispensaires particuliers; malgré tant de moyens de vulgarisation, la *laryngoscopie restait le monopole de quelques habiles.*

Tout ce que l'on avait gagné jusque-là, c'était la création et le perfectionnement de l'instrument d'investigation; c'était la certitude de la possibilité, sinon de la facilité de son emploi dans certaines conditions encore mal ou incomplètement déterminées; mais il manquait une vraie *méthode d'application.*

En vain, on avait discuté sur la forme et la position dans le gosier du miroir explorateur, précisé les conditions d'éclairage, suivi, jusque dans la trachée, la marche des rayons lumineux et du rayon visuel, et mesuré, sur le miroir laryngien, leur angle d'incidence et de réflexion; en vain l'on s'était émerveillé de quelques expériences, dans lesquelles on avait pu scruter du regard l'éperon même de la trachée, le plus difficile restait à faire.

Il restait à *vulgariser la pratique de la laryngoscopie,* à mettre le laryngoscope, comme l'on a mis le stéthoscope, entre les mains de l'universalité des praticiens, c'est-à-dire *à le faire adopter par tout le monde*. Il restait surtout à faire accepter l'examen à tous les malades, et, pour cela, il fallait toujours trouver le moyen de vaincre l'obstacle majeur qui avait laissé sans applications les toutes premières expériences des médecins non autoscopistes, c'est-à-dire *l'intolérance gutturale des malades*. En définitive, on se trouvait encore, comme tous les non autoscopistes Babington, Liston et Turk, en présence de la difficulté toujours insurmontable d'introduire facilement et de maintenir, pendant un temps suffisant, le laryngoscope à sa place gutturale.

On savait et l'on acceptait qu'il était possible à un plus grand nombre de privilégiés qu'on ne l'avait d'abord pensé de supporter le contact guttural du miroir laryngien; mais en présence de la grande masse des réfractaires, surtout dans le corps médical, on en revenait aux hésitations prévues par Czermak (1) et à l'incrédulité dont parle Turk (2) à l'occasion

(1) « Malgré la simplicité du principe, beaucoup de difficultés et d'obstacles s'opposent à l'emploi avantageux de la laryngoscopie et à sa juste appréciation par les physiologistes et les médecins ; même actuellement, malgré les nombreuses preuves de son application, bien des personnes *reculent* après quelques *tentatives infructueuses*. Ces difficultés et ces obstacles résultent en partie de *l'excitabilité, quelquefois considérable, de l'arrière-bouche au contact d'un corps étranger.....* Ces circonstances *seront toujours des obstacles très-graves*, et feront hésiter dans l'emploi du laryngoscope les médecins qui ne veulent pas se faire une *spécialité* de la laryngoscopie. » (Czermak, *De la Laryngoscopie.* Paris, 1860, pp. 16 et 17.)

(2) « Autant qu'il est possible de le savoir, le laryngoscope n'a pas été employé dans des cas d'affections morbides, ou, du moins, si des tentatives de ce genre ont été faites, on ne leur a jamais donné suite ; ce qui tient sans doute à cette circonstance que les premiers essais de ce genre, bien qu'ils soient faits sur plusieurs personnes, *aboutissent en général à un véritable échec*. On provoque *presque toujours des vomituritions insupportables*, et l'on ne peut *presque jamais* parvenir *à rien voir.....* *L'opinion dominante admettait l'impossibilité d'utiliser le laryngoscope dans un but pratique.* » (Turk, *Méthode pratique de laryngoscopie.* Paris, 1861, pp. 2 et 3.)

de ses premières expériences; on refusait de donner droit de cité à un mode d'exploration inapplicable dans la plupart des cas.

La prétendue *sensibilité spéciale de contact* de la luette, du voile du palais et du pharynx, dont les autoscopistes Garcia et Czermak ne paraissaient pas pourtant avoir été affligés, mais qui restait insurmontable, de l'avis de Moura lui-même (1), reprenait toute son importance et lassait, comme toujours, la patience des nouveaux expérimentateurs autant que celle des malades.

Si donc l'on avait créé un instrument nouveau de diagnostic, bien peu savaient encore s'en servir.

Les difficultés étaient telles que lorsque, cinq ans après les expériences publiques de Czermak, je fis moi-même, le 22 avril 1865, mes premières autoscopies à l'Hôtel-Dieu de Paris, dans le service de Trousseau, plusieurs des assistants me demandèrent quelle dose de bromure de potassium j'avais préalablement absorbée pour obtenir une telle insensibilité de mon pharynx; on se refusait à croire, au premier abord, à mes affirmations de *tolérance naturelle* et commune à chacun.

On était, en effet, à chercher, à cette époque, dans les

_____

(1) « Le public médical auquel s'adressait M. Czermak n'était nullement préparé à une si brusque apparition de ses instruments. Initiés aux quelques essais tentés, soit en France, soit à l'étranger; ne supposant pas que ces essais renouvelés eussent plus de succès que les premiers, les médecins les regardaient *avec indifférence*, convaincus de leur *inutilité*. Qui ne connaît, d'ailleurs, l'*extrême susceptibilité* des divers organes qui forment les voies pharyngo-laryngiennes ? Qui ne sait combien ces organes *se révoltent* dès que *le plus léger attouchement* vient mettre en jeu leur *sensibilité?* Est-il besoin d'insister sur des *faits aussi vulgaires?* » (Moura, *Cours complet de laryngoscopie.* Paris, 1861, p. 10; *Traité pratique de laryngoscopie et de rhinoscopie.* Paris, 1864, p. 63.)

douches simples ou médicamenteuses, les gargarismes, les réfrigérants, le chloroforme, le bromure de potassium à haute dose, un moyen de diminuer ou d'abolir la prétendue *suscep-tibilité gutturale*.

Mes expériences et mes affirmations allaient à l'encontre d'une opinion tellement inébranlable qu'elles furent immédia-tement dénaturées par une critique plutôt prématurée et irré-fléchie que malveillante. Toutefois, le journal *l'Union mé-dicale* de Paris — cédant peut-être à ce déplorable esprit de corps avec lequel ont toujours à compter les travailleurs de province qui n'ont pas eu la bonne fortune de sucer le lait de l'*alma mater* parisiennne — se fit l'organe de cette ma-lencontreuse contradiction.

Grâce à elle, mes démonstrations expérimentales restèrent douteuses pour un certain nombre de bons esprits, et la mé-thode de la laryngoscopie n'y gagna rien. J'ai pu bien souvent m'en convaincre, et notamment dans les conférences acadé-miques que j'ai données, depuis 1868 jusqu'à ce jour, dans les cercles médicaux de Lyon, Dijon, Sens, Rennes, Tou-louse, Nantes, Toulon, Angers, Tours, Rochefort, Poitiers, Londres, Grenoble, etc. L'accueil si sympathique fait encore aujourd'hui par mes confrères *non spécialistes* à ma *méthode d'éducation physiologique du patient* me prouve, d'une part, l'imperfection et les tâtonnements de la laryngoscopie telle que l'ont présentée les divers traités sur la matière, et, d'au-tre part, l'utilité de mes propres recherches et la voie nouvelle qu'elles ouvrent à la vulgarisation du procédé de Czermak; j'y puise surtout un puissant encouragement à la publication de ce mémoire, malgré ses imperfections.

Je l'ai dit ailleurs (1), la lenteur de l'adoption de la vulga-

(1) Guinier, *le Laryngoscope à Cauterets*, étude du gargarisme laryn-gien; 1868.

risation du laryngoscope n'a pas d'autre cause que l'ignorance commune des conditions physiologiques qui rendent facile son manuel opératoire, mais en dehors desquelles celui-ci rencontre des difficultés le plus souvent *insurmontables au début*.

On croit généralement qu'il n'est donné qu'à un petit nombre de privilégiés de supporter, dans le gosier, le miroir laryngien. Assurément cela est vrai, si l'on s'en réfère aux seules suggestions de l'instinct, si l'on s'en tient à l'intolérance réflexe de la gorge; mais cela devient une erreur, si l'on étudie les *conditions physiologiques de la tolérance gutturale*.

La réalité de la tolérance de contact de la luette, du voile du palais et du pharynx en général ne saurait faire doute pour personne.

C'est, en effet, cette tolérance normale du gosier qui permet, chaque jour, aux médecins spécialistes de tous pays l'examen laryngoscopique, l'excision de la luette, celle des amygdales, le massage de ces glandes hypertrophiées, l'introduction de la sonde œsophagienne et son application à demeure pour l'alimentation de certains malades dans l'impossibilité de déglutir, la déglutition d'un tube flexible pour le lavage de l'estomac ou des sondes dilatatrices de l'œsophage, et toutes les opérations intra-laryngiennes nécessitées par le diagnostic et le traitement chirurgical des altérations de tissu, des polypes, des lésions de toute sorte dont le siége anatomique se trouve depuis le bord libre de l'épiglotte jusque dans les profondeurs de la trachée.

Les sondages de la glotte, sa cautérisation, l'électrisation des ligaments vocaux, l'écrasement, l'excision, la ponction des tumeurs les moins volumineuses, les plus profondément situées, seraient impossibles, par les voies naturelles, si les malades ne pouvaient tolérer l'introduction des instruments par le pharynx.

Mais cette tolérance inattendue est soumise à certaines conditions physiologiques qu'il importe de bien connaître. Le *maintien voulu* de la respiration naturelle y joue un rôle principal (1).

On a quelque lieu de s'étonner qu'une observation aussi simple n'ait pas frappé, dès le début, l'attention des promoteurs de la laryngoscopie, et il n'est pas sans intérêt de voir jusqu'à quel point ils en sont restés distraits. Il semble même que, préoccupés uniquement, comme Czermak par exemple, du difficile problème de l'aplatissement de la base de la langue et du redressement de l'épiglotte, — conditions essentielles de la plus grande ouverture du larynx et de sa pénétrabilité par les rayons lumineux et le rayon visuel, — et absorbés par les difficultés de cette partie du manuel opératoire, ils n'ont pas vu que ces difficultés tenaient elles-mêmes à l'impressionnabilité gutturale et qu'il fallait au préalable en bien connaître le mécanisme.

Czermak, d'ailleurs, comme je l'ai déjà fait remarquer, ne semble pas avoir eu beaucoup de peine à tolérer au fond de son gosier le miroir laryngien; il paraît même que les premiers individus qu'il essaya d'examiner ne lui présentèrent pas ce genre d'obstacle, sans doute parce qu'il dut les encourager par son propre exemple. Toujours est-il que, s'il s'est occupé de la *respiration* durant l'examen laryngoscopique, ce n'a été que pour donner aux organes du pharynx une position convenable et nullement pour en vaincre la *susceptibilité*. L'*inspiration profonde*, alternant avec l'émission de la voyelle ĕ é é, n'a pour lui d'autre but que *la plus large ouverture possible*

_____

(1) Guinier, *Insensibilité du pharynx* (*Union médicale*, 1866, 14 avril, n° 44, p. 87).

du vestibule. Il n'en fait pas mention quand il s'agit de combattre l'intolérance gutturale, et il est alors évidemmennt dans un tout autre ordre d'idées. « On peut, dit-il, *si on ne veut pas employer les narcotiques*, écarter successivement chaque difficulté au moyen d'exercices méthodiques; ainsi on peut conseiller de rendre l'arrière-bouche moins sensible en la mettant fréquemment en contact avec des corps étrangers, etc. », et en note, il est question du bromure de potassium (1).

　　Moura développe la pensée de Czermak. Il consacre un paragraphe entier à la *manière de respirer*, uniquement pour préconiser la *respiration buccale* comme favorisant la meilleure *position* des parties. « Cette manière de respirer, dit-il, a pour avantage de soulever le voile du palais et de découvrir la paroi du pharynx (2). » Quant à l'*irritabilité de l'arrière-bouche* dont il s'occupe immédiatement après, « le meilleur moyen de vaincre l'obstacle, dit-il, c'est d'habituer le malade au contact du miroir par des essais fréquents et répétés (p. 63). »

　　Or, le mécanisme et la portée physiologique de ces essais répétés est facile à comprendre; ils n'ont, en réalité, d'autres conséquences que de rassurer le patient, d'atténuer sa *répulsion instinctive* dont la source principale est dans son *imagination*, de l'habituer enfin à *gouverner sa respiration* (par un exercice inconscient qui se règle de lui-même) pendant toute la durée de l'examen; mais on ne saurait leur attribuer sérieusement aucune *action anesthésique* directe et locale.

　　Et cependant la sensibilité de la *luette* au contact des corps étrangers est, pour le même auteur (encore en 1867), un

(1) Czermak, *Du laryngoscope et de son emploi*, 1860, p. 36.
(2) Moura, *Traité pratique de laryngoscopie*, 1864, p. 62.

fait constant; elle est quelquefois *très-exagérée;* elle peut provoquer des contractions dans le *pharynx* et l'*œsophage* (1).

Mais comment concilier une sensibilité si exquise avec la tolérance tactile que supposent des *essais fréquents* et *répétés* avec le miroir laryngien?

Fournié admet aussi (1866) des mouvements réflexes par *chatouillement de la luette* (2). Il ne mentionne pas cependant la susceptibité de la gorge comme une des difficultés de l'autoscopie. Pour lui, comme pour Czermak et Moura, la respiration régulière *profonde* n'a d'autre but que d'empêcher la langue de faire des mouvements importuns.

Czermak, Moura et Fournié parlent de la laryngoscopie en autoscopistes habiles. Comme tels, et pouvant se donner eux-mêmes comme des modèles, ils ont eu peu de peine à réaliser leurs premiers essais sur autrui. Aussi s'accordent-ils à affirmer la facilité générale et inattendue de la laryngoscopie.

Il n'en est pas de même de Turk. Inconscient sur lui-même des facilités de l'examen, il se heurte, dès ses premières tentatives, contre les révoltes gutturales, et il y trouve ses premiers découragements. En vain cherche-t-il à se rendre maître de l'obstacle; son défaut de contrôle personnel l'empêche d'apprécier, même quand il aurait une occasion facile de le faire, le mécanisme des contractions hostiles et le moyen si simple de les prévenir. Son embarras se trahit dans le long chapitre et dans les détails qu'il consacre aux *moyens de lutter contre la susceptibilité gutturale.* De guerre lasse,

(1) Moura, *l'Acte de la Déglutition,* 1867, p. 27.
(2) Ed. Fournié, *Physiologie de la voix,* 1866, p. 364.

il se voit réduit à se servir de moyens coercitifs, et il a recours à son fameux *pince-langue*. Et cependant il a eu la possibilité de constater l'influence utile du maintien de la respiration dans toute son intégrité, puisqu'il dit : « Dans ces derniers temps, même dans le cas d'une *irritabilité excessive* des parties du gosier, je suis arrivé à mon but en faisant exécuter aux malades, à partir du moment de l'introduction du spéculum, une *suite non interrompue* d'inspirations et d'expirations rapides et profondes. Par ce procédé, les *vomituritions ont été interrompues* pendant assez longtemps pour que j'aie pu apercevoir les cordes vocales (1) ».

Ce fait si important n'attire pas autrement son attention; il le range parmi les circonstances fortuites, qui favorisent plus ou moins l'exploration visuelle du larynx; il ne s'en occupe pas autrement. Et quand il parle, dans un paragraphe spécial, de la manière de régler sa respiration (p. 24), il n'est pas même question de cette singulière influence.

« Un *grand nombre* d'individus, dit-il, interrompent leur respiration au moment de l'introduction du spéculum, et même antérieurement à cette introduction, *en sorte que la dyspnée qui survient empêche l'investigation*. » Et, uniquement pour obvier à cette *dyspnée gênante* qui rend toute durée de l'examen impossible, il conseille « de faire respirer fréquemment le malade pendant plusieurs secondes, et même plus longtemps, la bouche étant maintenue ouverte. » Mais pas un mot relatif aux *difficultés de contact et à l'impressionnabilité gutturale*.

On le voit donc, d'après la rapide étude qui précède, ni la *tolérance réelle de contact* des organes de l'arrière-bouche, ni l'influence formelle du maintien intégral de la respiration

(1) Turk, *Méthode pratique de laryngoscopie*, 1861, p. 39.

naturelle, ne paraissent avoir attiré l'attention des expérimentateurs avant la publication de mes propres recherches
et de mes affirmations réitérées.

Aussi, il convient de le répéter, ce sont seulement les
autoscopistes qui ont d'abord réussi à pratiquer la laryngoscopie d'une manière utile et féconde. Connaissant par leur
expérience personnelle la tolérance inattendue de leur propre
pharynx, ils ont été encouragés à rechercher d'autres pharynx tout aussi accessibles; ils pouvaient, au moins, compter
sur quelques autres exceptions analogues. Si, comme les
non-autoscopistes, ils avaient à lutter contre l'intolérance
gutturale commune, ils pouvaient du moins, par leur propre
exemple, démontrer au malade la possibilité de l'examen, et
encourager ainsi les premières tentatives. D'un autre côté,
absorbant l'attention du patient sur la position exacte à
donner à la base de la langue et au voile du palais (en lui
faisant, par exemple, prononcer la voyelle *é*), ils obtenaient,
de fait, par une distraction inconsciente mais néanmoins fort
utile, la condition essentielle de cette tolérance, à savoir, le
maintien voulu de la respiration naturelle, d'où résultait
l'abolition de la contraction réflexe des muscles de l'arrière-
gorge. Malgré leur succès cependant, aucun d'eux n'a cru
pouvoir affirmer la tolérance de contact de la muqueuse
gutturale; tous, au contraire, ont considéré la *susceptibilité
du gosier* comme l'*obstacle principal* de la laryngoscopie.

Presque tous les autres expérimentateurs, — sauf quelques
exceptions trop faciles à compter, — se trouvant en présence
de gosiers instinctivement hostiles, et découragés d'ailleurs
d'avance par leurs propres préjugés, surtout en province, se
sont en vain heurtés contre la révolte des organes gutturaux; ils ont dû, le plus souvent, renoncer à leur entre-
prise.

J'ai cependant, moi-même, démontré publiquement, par

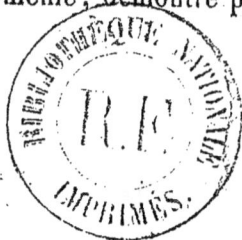

2

les expériences les plus positives, sur les sujets les plus divers, et quelquefois même sur mes contradicteurs étonnés, les plus réfractaires en apparence, la *tolérance de contact* de la région gutturale, selon *certaines précautions* qui simplifient la laryngoscopie au point de la rendre, comme l'auscultation, *accessible à tout le monde.*

Dans l'exploration laryngoscopique, on a déjà pu le remarquer, l'individu examiné est loin d'être passif; il faut, au contraire, qu'il soit efficacement actif; il est indispensable qu'il *coopère volontairement* à l'action de l'explorateur, qu'il combine ses mouvements avec les siens, en un mot qu'il manœuvre ses organes synergiquement avec la manœuvre de l'opérateur.

L'autoscopie en est la preuve saisissante.

Même avec son larynx modèle, Czermak n'est pas parvenu du premier coup à *examiner* ni même à *voir* toute l'étendue de sa cavité laryngienne. Il lui a fallu des exercices suivis, une sorte d'*éducation organique persévérante* pour apprendre à aplatir sa langue et à redresser son épiglotte, pour arriver à présenter au miroir guttural son larynx largement ouvert. C'est à la suite d'efforts réitérés et en étudiant le bourrelet muqueux d'où partent, à la base même de l'épiglotte, au niveau de sa portion sessible qui se trouve au centre de la paroi antérieure du vestibule, les quatre ligaments thyro-aryténoïdiens, qu'il a pu voir toute la surface inférieure ou laryngienne de son épiglotte et le point d'insertion antérieure des cordes vocales.

Ce n'est aussi qu'à l'aide d'exercices méthodiques, *réglés par la volonté*, que mes propres organes sont parvenus au degré de perfection expérimentale nécessaire aux observations que j'ai depuis longtemps publiées.

Or, dans l'autoscopie, l'observateur et le patient sont réunis dans une seule personne ; l'expérience se fait donc avec une *synergie* (1) *parfaite* des deux parts, c'est-à-dire avec le concours absolu de l'œil et de la main de l'explorateur avec les organes du patient ; de façon que, selon l'intention ou le but à atteindre, le miroir guttural s'inclinera, par exemple, plus ou moins, tandis que l'épiglotte se redressera plus fortement, par une sorte de synergie *volontaire*.

Que l'on pense à la multiplicité des contacts et des titillations gutturales que supposent ces exercices, et l'on n'aura pas de peine à convenir que, — à moins d'admettre la paralysie de sensation la plus complète du pharynx de l'expérimentateur, — il faut bien que certaines circonstances annihilent réellement la prétendue susceptibilité de la gorge. Dans l'ignorance de ces circonstances spéciales, certains critiques trop pressés, ne pouvant contester la réalité de fait de mes expérimentations autoscopiques, ont été jusqu'à me gratifier d'une *insensibilité morbide*.

Comme dans l'autoscopie, l'examen sur autrui exige une *synergie parfaite* entre l'explorateur et le patient. Cette synergie ne peut être que la conséquence d'exercices répétés et persévérants dans le plus grand nombre des cas, par lesquels le médecin, possédant une connaissance exacte des conditions de l'examen, apprend au malade à se rendre maître de l'impressionnabilité et de la mobilité de ses organes gutturaux, et à les manier volontairement, sous le miroir laryngien. Or, quels contacts de l'arrière-gorge ne suppose pas cette éducation physiologique préalable, à laquelle concourent deux volontés distinctes? Et si ces contacts réveillaient nécessairement une sensibilité spéciale, mettaient fatalement en jeu

(1) σύν, avec, ensemble ; ἔργον, travail.

tous les actes réflexes que l'on connaît, qui ne voit que le laryngoscope resterait inapplicable? Mais le nombre relativement considérable des explorations laryngiennes efficaces qui se continuent depuis Czermak proteste contre une pareille impossibilité.

Malgré les difficultés trop réelles signalées par tous les auteurs, aucun *spécialiste* n'hésite cependant à affirmer, avec Mandl, que « l'intolérance du malade, *si elle n'est pas provoquée par l'inexpérience du médecin*, est beaucoup plus rare qu'on ne le suppose. »

Il faut donc qu'il y ait, encore en ce moment, quelque inconnue à dégager dans cette prétendue susceptibilité gutturale, si sensible chez les uns, si indifférente chez les autres et, en tout cas, d'une éducation si facile; et il devient opportun de rechercher, dans l'étude de son mécanisme, la réalité de ses *conditions*.

Malgré le nombre déjà si grand de publications et de Recueils spéciaux, la science laryngologique est encore dans l'enfance. Que de faits sont perdus pour la pratique, faute d'avoir été utilement observés! Mais de nombreux et intelligents efforts sont faits, tous les jours, pour vulgariser le goût de ces études si intéressantes. Il faut, avant tout, les rendre faciles, surtout parmi nos confrères de province, parmi les médecins isolés privés des précieuses ressources de l'enseignement mutuel des grandes villes.

Puissent ces lignes, dictées par une expérience pratique déjà longue, contribuer à leur plus rapide diffusion !

SUSCEPTIBILITÉ GUTTURALE. — On désigne généralement sous le nom de *susceptibilité gutturale* une sensation ou impression nerveuse, protectrice instinctive des voies respiratoires par laquelle, au *contact guttural* d'un abaisse-langue par exemple, ou seulement *à la vue* ou même *à l'idée* d'un instrument explorateur analogue dirigé vers la gorge., un *spasme subit* contracte *involontairement* chez l'homme certains muscles, dont l'action simultanée et synergiqne, après avoir fermé le larynx par un mécanisme analogue à celui de l'*effort*, aboutit en définitive à la *nausée*, au *vomissement* et quelquefois aussi à la *toux convulsive*.

Le *geste* de l'explorateur ou le *contact* de l'abaisse-langue constitue une sorte d'agression que nous jugeons dangereuse et que nous repoussons à l'aide d'une série de contractions musculaires réflexes, commençant en apparence à la constriction gutturale et finissant au vomissement., mais dont l'*occlusion spasmodique ou réflexe* de la glotte forme en réalité l'acte principal (**1**).

Par une partie de ses constrictions réflexes, par quelques-uns de ses spasmes musculaires, la *susceptibilité gutturale* présente de grandes analogies avec les accidents involontaires de la *déglutition déviée* (**2**) ; mais les deux phénomènes ne sont pas tout à fait identiques.

Dans la *déglutition déviée*, il y a une excitation nerveuse bien définie et bien limitée ; elle a son point de départ dans le contact ou frôlement du rebord glottique par un corps étranger, de petit volume (parcelle d'aliment, insecte, etc.),

---

(1) La quantité de mouvement dégagée dans un centre nerveux en activité où l'*intensité de la décharge nerveuse* varie suivant certaines conditions encore incomplètement connues. En général, elle augmente avec l'intensité de l'excitant; une faible excitation d'un centre moteur déterminera de faibles mouvements ; une forte, des convulsions intenses. Le *mode d'excitation* ou la *nature* de l'excitant paraît jouer aussi un rôle prépondérant, mais encore indéterminé. (Beaunis, *Nouveaux éléments de physiologie*, 1876, p. 304.)

(2) Guinier, *Traitement curatif des maladies de la gorge*, etc.; 3ᵉ édition, 1881 ; — *Nouvelles études laryngologiques; Déglutition de travers. Ses accidents, son mécanisme*, 1881.

entraîné dans le courant d'air de l'*inspiration*, vers les voies respiratoires ; il y a, de plus, un phénomène bien caractéristique : les secousses de toux convulsive, espèce d'éternuement du larynx.

Si, dans la *susceptibilité gutturale* et dans la *déglutition déviée*, la *toux* s'unit au vomissement, dans la première, et le *vomissement* à la toux, dans la seconde, il n'en est pas moins certain que le *vomissement* est beaucoup plus dans la caractéristique de la *susceptibilité gutturale*, et la *toux*, dans celle de la *déglutition déviée*; et cela se conçoit sans peine si l'on tient compte de la nature et du siège de l'incitation dans les deux cas.

Dans la *déglutition déviée*, en effet, l'incitation a son point de départ à la muqueuse glottique; le corps étranger est l'excitant. Son contact *imprévu* sur la muqueuse glottique provoque la sensibilité réflexe à laquelle préside le pneumogastrique, et la toux convulsive avec spasme constricteur de la glotte est l'acte réflexe inconscient, involontaire, qui révèle la nature spéciale de l'excitation mécanique ou du contact.

Dans la *susceptibilité gutturale*, l'incitation est d'abord psychologique ; plus tard, elle devient mécanique ou de contact. Le contact n'est pas toujours indispensable pour la mise en jeu des réflexes de la gorge. L'entendement, par l'organe de la vue, perçoit l'agression dont l'abaisse-langue, par exemple, menace nos organes ; il la repousse au moyen d'une défense mise en jeu par des nerfs volontaires (*spinal, grand hypoglosse*) et des nerfs de la vie végétative (*pneumogastrique, trijumeau, glosso-pharyngien*), anastomosés entre eux et s'influençant réciproquement.

Tout ce que l'on peut dire, c'est que, dans les conditions spéciales que nous étudions, il y a une telle connexité d'action entre les muscles qui président au *vomissement* et les muscles qui président à la *toux*, que les efforts violents des premiers provoquent l'action synergique des seconds.

En dehors de ces différences, il est évident que les actes réflexes de la *susceptibilité gutturale* et ceux de la *déglutition déviée* ayant pour destination commune la *protection des voies respiratoires*, les agents musculaires, mis en jeu dans les deux cas, aboutissent au même résultat, l'*occlusion du larynx*.

Le mécanisme musculaire réflexe de la *susceptibilité gutturale* est aussi du même ordre que celui de la *déglutition normale*, bien que les deux phénomènes présentent, dans leur ensemble, des différences encore plus tranchées que celles que nous venons de signaler pour la *déglutition déviée*. — Dans la déglutition, en effet, le bol alimentaire est l'agent d'une sensation qui provoque de même l'*occlusion du larynx*. Quand ce bol alimentaire est accumulé en quantité suffisante dans les fossettes glosso-épiglottiques et au pourtour de la face linguale de l'épiglotte ; quand ce bol alimentaire, entassé par la mastication contre la barrière épiglottique qui le sépare de la cavité béante du larynx, a acquis le plus fort volume au delà duquel il s'échapperait en partie par-dessus le bord libre de l'épiglotte, et verserait dans le larynx largement ouvert ; à ce moment, on éprouve un impérieux *besoin de déglutir*, — comme si la nature nous avertissait, par cette sensation, du caractère désormais dangereux pour les voies respiratoires d'un bol alimentaire parvenu au plus haut degré de son développement.

La déglutition intervient alors ; elle met en jeu les organes qui président à l'*occlusion des voies respiratoires, au niveau du larynx*, et, du même coup, elle précipite le bol dans l'œsophage (1).

(1) Le *besoin de déglutir* doit être rangé dans les *sensations musculaires spéciales*, comme le *besoin d'aller à la selle*. (Beaunis, *loc. cit.*, p. 893.)

Si, par les révoltes musculaires de la *susceptibilité gut-turale*, les voies gastrites sont tout aussi défendues que les voies respiratoires contre l'introduction du corps étranger; si l'élément spasmodique surtout vient donner une physionomie plus accentuée et spéciale à l'ensemble du phénomène, le mécanisme de protection des voies respiratoires, c'est-à-dire l'*occlusion du larynx*, n'en est pas moins toujours le même que dans la *déglutition normale*.

On le voit donc par ce qui précède, *la susceptibilité gutturale* met en jeu toute une série d'agents musculaires de protection, de leur nature très-mobiles, et disposés de manière à obéir instantanément à trois incitations nerveuses, distinctes bien que concourant au même but : *la protection des voies respiratoires par l'occlusion du larynx*.

Ces trois incitations résultent toujours de la présence du corps étranger; mais elles varient :

Selon que le corps étranger se présente ostensiblement en intrus à l'ouverture buccale, comme l'abaisse-langue ;

Selon qu'il pénètre, avec les caractères de l'aliment ou d'un corps à déglutir, au niveau de l'épiglotte ;

Selon qu'il arrive, enfin, à l'insu de l'individu, jusqu'à la muqueuse intra-glottique, comme le corps étranger dans le *déglutition de travers*.

Examinons maintenant la série des barrières que la nature semble avoir accumulées pour la protection des voies respiratoires, et qui sont mises en jeu (spasmodiquement ou par acte réflexe) par la susceptibilité gutturale.

Ces barrières sont au nombre de *quatre;* mais la barrière formée par le rapprochement intime des cordes vocales, d'où résulte l'occlusion parfaite du trou glottique, est la seule importante. C'est en quelque sorte la barrière principale dont les trois autres doivent être seulement regardées comme des barrières de renfort.

Si donc nous considérons ces barrières dans leur ordre d'importance, comme aussi, nous le croyons du moins, dans leur ordre successif de mise en action ou de fermeture, au moment du spasme subit de la susceptibilité gutturale, nous devons les ranger de la manière suivante :

1re Barrière. — Occlusion glottique proprement dite;
2e   —   Occlusion vestibulaire ;
3e   —   Occlusion pharyngo-épiglottique;
4e   —   Occlusion staphylo-linguale.

Légitimons cette classification.

1re *Barrière.* — *Occlusion glottique proprement dite.* — L'occlusion glottique a lieu par la contraction volontaire ou par la contraction réflexe et spasmodique des ligaments thyro-aryténoïdiens inférieurs ou vraies cordes vocales. Cette contraction rapproche jusqu'au contact intime le bord libre des deux rubans vocaux, et ferme énergiquement d'une manière absolue l'ouverture glottique. Quand cette contraction est volontaire, elle permet d'étudier à loisir le mécanisme de l'occlusion de la glotte dans l'émission de la voix et dans l'effort. Quand cette contraction est involontaire, elle donne lieu à des phénomènes de suffocation, et elle prend le nom de *spasme de la glotte.*

L'occlusion de la glotte forme, à elle seule, une barrière très solide, et elle suffit pour interrompre toute communication entre le monde extérieur et les voies respiratoires. Elle est donc la barrière principale et la plus importante du mécanisme de protection de la trachée.

Mes expériences sur la *déglutition à bouche ouverte* et sur le *gargarisme laryngien* ont prouvé (1) que, la glotte restant

(1) Guinier, *le Laryngoscope à Cauterets;* 1868.

volontairement fermée, on pouvait introduire un liquide dans la cavité sous-épiglottique ou vestibulaire du larynx sans provoquer de contractions réflexes, c'est-à-dire sans aucun danger pour les voies respiratoires. L'occlusion de la glotte suffit donc à la protection de la trachée.

La sensibilité spéciale, exquise, de la muqueuse intra-glottique, qui fait de celle-ci une véritable *sentinelle nerveuse*, dit assez l'importance de cette occlusion protectrice. Son action, mise en jeu par le contact d'un corps étranger, provoque instantanément toutes les contractions violentes de la *déglutition de travers*, c'est-à-dire l'occlusion spasmodique et persistante de la barrière glottique.

En dehors de cette occlusion glottique, les autres occlusions que nous allons étudier ne sont plus guère que des barrières de renforcement. Elles forment néanmoins autant d'obstacles à l'exploration visuelle du larynx, et il nous importe de savoir comment il est possible de les empêcher de se produire (1).

2e *Barrière.* — *Occlusion vestibulaire.* — La première barrière de renfort de l'occlusion glottique se trouve dans la partie supérieure du larynx lui-même. Le larynx peut, en effet, se fermer au niveau du vestibule par un mécanisme

(1) D'après la disposition anatomique des parties, les rétrécissements et les occlusions des cavités buccale et pharyngienne pour l'articulation des sons se font de préférence dans certaines régions plus mobiles que d'autres; d'où le nom qu'on leur a donné de *régions d'articulations*, tels sont *l'isthme du gosier, l'espace compris entre les arcades dentaires et la pointe de la langue, l'orifice labial.*

Cependant il ne faudrait pas croire que ces régions d'articulation soient strictement délimitées, et, grâce à la *mobilité de la langue*, tous les points de la cavité bucco-pharyngienne peuvent en réalité donner naissance à des sons articulés. (Beaunis, *loc. cit.*, p. 599.)

(Il ne faut pas confondre ces *régions d'articulation* avec ce que l'on pourrait appeler les *régions de protection*.)

inconnu avant les expériences autoscopiques de Czermak, et que ce physiologiste a très-exactement décrites.

S'étant placé dans les conditions de l'*effort*, il observa, à l'aide de l'autoscopie, que, indépendamment de l'occlusion énergique de la glotte, les ligaments thyro-aryténoïdiens *supérieurs* ou fausses cordes vocales se touchaient aussi très intimement sur la ligne médiane, sauf à la partie antérieure; et que l'espèce d'hiatus ou l'intervalle triangulaire, qui les séparait en ce point, était complètement rempli par un *bourrelet muqueux* ou saillie, située à la base même de l'épiglotte.

J'ai souvent vérifié sur moi-même et sur d'autres ce mode d'occlusion du larynx; Moura l'a vérifié de son côté, et l'on doit admettre, avec Czermak, cette barrière de renfort qui explique la résistance que la glotte, pendant l'effort, peut opposer avec succès à la pression de l'air pulmonaire.

Ce mode d'*occlusion vestibulaire* du larynx est indépendant de l'occlusion glottique, c'est-à-dire que l'*occlusion glottique* peut se produire seule sans *occlusion vestibulaire* coexistante. Cela se démontre par l'expérience suivante :

En graduant volontairement l'*effort*, sous l'autoscope, et en l'associant à des mouvements *incomplets d'inspiration* et *d'expiration*, la glotte restant bien fermée, on parvient à mouvoir légèrement les cordes vocales supérieures (fausses cordes) de manière à les écarter l'une de l'autre et à les mettre en contact, par un mouvement alternatif de va-et-vient. Chaque fois qu'elles se séparent, on voit très bien, au travers de l'ouverture qu'elles laissent entre elles, les ligaments vocaux contractés pour l'occlusion de la glotte.

Pendant toute l'expérience, la glotte est fermée par le contact des ligaments vocaux ou vraies cordes vocales en contraction. Celles-ci restent immobiles, et l'on observe que les mouvements de va-et-vient des fausses cordes vocales sont indépendants de la contraction permanente des ligaments vocaux.

Ce mécanisme musculaire essentiellement volontaire est fort important. Il nous intéresse, en ce moment, au point de vue du jeu réciproque des diverses parties du larynx et de l'exploration visuelle de la région.

Mais il est habituellement lié aux contractions *involontaires* des parties musculaires du larynx, et c'est par une action synergique automatique qu'il concourt, avec l'occlusion de la glotte, à la protection de l'entrée des voies respiratoires.

3e Barrière. — *Occlusion pharyngo-épiglottique.* — Dans l'acte de la *déglutition*, le larynx subit un mouvement ascensionnel en avant, tandis que la langue se porte en arrière et déroule sa base au-dessus de l'orifice du vestibule.

En dehors de l'acte de déglutition, la langue tend naturellement à recouvrir aussi par sa base l'ouverture vestibulaire, et elle accentue surtout ce mouvement en arrière au premier aspect, et *à fortiori* au premier contact de tout agent explorateur, comme l'abaisse-langue, par exemple.

C'est ce mouvement de recul de la langue qui, refoulant l'épiglotte au-dessus de l'ouverture vestibulaire, gêne souvent les premières investigations laryngoscopiques. C'est lui qui s'est d'abord opposé à ce que des expérimentateurs de l'habileté de Czermak aient pu voir sur eux-mêmes la face laryngée de l'épiglotte et l'insertion antérieure des cordes vocales.

Habituellement inconscient et involontaire, ce mouvement de recul de la langue peut être maîtrisé par une action volontaire, la prononciation d'une voyelle, par exemple. Le son vocal, en forçant la langue à s'aplatir à sa base, découvre la partie antérieure de l'organe vocal et le rend accessible à la vue.

Ce mouvement de recul de la base de la langue est le début d'un mouvement d'ensemble des parties molles de l'ar-

rière-gorge par lequel se forme, au niveau du bord libre de
l'épiglotte, une barrière temporaire qui protège à la fois les
voies respiratoires et les voies gastriques. Cette barrière résulte de l'occlusion du *trou pharyngo-épiglottique* par le rapprochement des parties mobiles circonvoisines. Au mouvement de recul de la langue se combine l'action du muscle
constricteur supérieur du pharynx dont la mobilité, il est bon
de le remarquer, semble sous l'influence spéciale du nerf
glosso-pharyngien. (Chauveau, Wolkmann). Le rebord épiglottique trouve un point d'appui contre les fibres contractées
du constricteur supérieur projetant en avant et en dedans la
muqueuse gutturale. En même temps, les *piliers postérieurs*
du voile viennent remplir les intervalles latéraux. Le gosier
forme alors un entonnoir fermé, dont la petite extrémité,
inférieure, se termine en cul-de-sac dans le sillon glosso-épi-
glottique. Cet entonnoir, borgne ou sans issue, est destiné à
servir de *palier d'attente* au bol alimentaire préparé pour la
déglutition.

Cette barrière pharyngo-épiglottique, passée inaperçue
pour la plupart des observateurs, a été entrevue par Moura
et décrite par A. Smith, de Londres. Elle me paraît surtout
destinée, dans l'acte de la déglutition, à régler chaque déglutition et à s'opposer au chevauchement du bol au-dessus de
l'épiglotte, en dehors du moment si court du déplacement
du larynx.

4e Barrière. — *Occlusion gutturale.* — Si l'on examine
la position du voile et de la luette, des piliers du voile et de
la langue chez les personnes impressionnables que l'on menace d'un abaisse-langue, on voit le voile s'abaisser, les
piliers se rapprocher, la langue s'élever et la luette devenir
le point central d'intersection et de contact de toutes ces
parties.

La barrière musculaire ainsi formée protège la cavité même du pharynx ; elle est le principal obstacle à l'introduction du miroir laryngien.

Elle termine la série des quatre barrières superposées que la susceptibilité gutturale oppose à l'introduction des instruments explorateurs de l'arrière-gorge et du larynx.

Voilà donc la quadruple écluse qu'il faut ouvrir et maintenir ouverte toutes les fois que l'on veut pénétrer d'une manière quelconque dans la cavité du larynx.

Or, je dis que la respiration (mouvement respiratoire) est l'agent efficace de cette ouverture, et j'ajoute que la *respiration voulue* (expiration) est la condition de la tolérance de la muqueuse gutturale au contact de l'instrument explorateur.

C'est dans l'étude de l'innervation de la région pharyngo-laryngée que l'on trouvera à se rendre compte des phénomènes de tolérance et d'intolérance gutturales.

Cette innervation est fort complexe ; des nerfs de premier ordre y concourent. Ce sont le *pneumogastrique*, le *spinal*, le *facial*, le *trijumeau*, le *glosso-pharyngien* et le *grand hypoglosse*. Les anastomoses qui unissent les uns aux autres tous ces nerfs importants rendent difficiles et laborieuses les observations qui permettraient d'isoler l'action de chacun d'eux ; mais il est permis d'entrevoir que l'élucidation définitive du problème sera, dans un avenir prochain, l'une des conquêtes de la physiologie expérimentale.

Dès à présent, en effet, il paraît résulter des expériences de Claude Bernard que certaines parties qui semblaient jusque-là soumises à une action *végétative* ou *involontaire* reçoivent aussi une innervation *volontaire* ou de *relation*.

Tandis que le *pneumogastrique* préside aux mouvements

du larynx et du thorax nécessaires à la respiration, *en tant que fonction inconsciente ou végétative*, analogue à la digestion, c'est probablement le *spinal* qui préside aux mêmes mouvements musculaires du larynx et du thorax nécessaires à la respiration, *en tant que fonction volontaire ou de relation*, dans le chant, la voix, l'effort, etc., en un mot dans ce que, à propos de la *tenue du son*, Mandl appelle la *lutte vocale* (1).

Le moi, conscient et volontaire, exerce donc une certaine action volontaire sur la fonction respiratoire, tandis qu'il est absolument sans action sur les autres fonctions analogues (digestion, circulation, etc.). Cette exception dans le mode d'innervation des fonctions dites végétatives est des plus remarquables.

Il en résulte que si les réflexes de la susceptibilité gutturale sont sous la dépendance de l'innervation *involontaire* et inconsciente de la vie végétative, nous avons cependant le pouvoir d'intervenir *volontairement* dans ces actes réflexes à l'aide de la fonction respiratoire. — Nous pouvons maîtriser jusqu'à un certain point notre respiration, c'est-à-dire *mobiliser volontairement* des organes musculaires actuellement soumis à une *mobilisation involontaire*. Or, l'exercice naturel de la *respiration* nécessite le plus complet relâchement de toutes les parties musculaires de l'arrière-gorge dont la contraction, en diminuant le calibre du canal respiratoire, rendrait le passage de l'air insuffisant ou impossible. Et l'exercice de la *phonation* exige une certaine *règle volontaire* dans le débit de l'air expiré par suite d'une sorte d'équilibre né-

(1) *Tenue du son*. Pour que le son puisse être tenu un certain temps, il faut que le courant d'air expiré ne trouve pas une issue trop facile à travers la glotte ; sans cela, sa pression diminuerait trop vite et ne suffirait plus pour faire entrer les cordes vocales en vibration. De là, la nécessité d'une fente glottique étroite et d'une sorte d'équilibre entre l'action des puissances expiratrices et des puissances inspiratrices pour régler le débit de l'air expiré.

cessaire entre l'action des puissances expiratoires et des puissances inspiratoires.

L'*action volontaire* s'exerce donc surtout sur les muscles expiratoires, qui sont les plus intéressés à la *phonation*, et sur tous les autres muscles du porte-voix guttural, destinés à ouvrir ce porte-voix et à accroître le son.

Mais cette *mobilisation volontaire* de parties musculaires, dont les contractions sont sous l'influence de deux innervations différentes, celle de la vie de relation et celle de la vie végétative, ne se fait pas sans difficultés; elle ne s'opère pas comme les mouvements exclusivement volontaires (préhension, mastication, etc.); elle a à compter avec les réflexes de la vie végétative.

De là, une sorte de lutte entre la *mobilisation volontaire* et la *mobilisation réflexe* des muscles de l'arrière-gorge, et la victoire paraît dépendre du degré d'intensité de l'action nerveuse développée.

Ainsi, dans le cas d'*action réflexe très-énergique*, comme dans le spasme glottique provoqué par le contact de la muqueuse du bord libre de la corde vocale par un corps étranger (déglutition de travers), l'incitation *involontaire* prime l'incitation *volontaire*, et la mort par asphyxie peut être même la conséquence de l'impuissance des mouvements *volontaires* de la respiration et de la persistance de la contraction glottique *involontaire*.

Au contraire, dans le cas d'*action réflexe faible*, comme dans les contractions automatiques de la simple susceptibilité gutturale provoquée par l'abaisse-langue par exemple, l'incitation *involontaire* peut être primée par l'incitation *volontaire*, et sa défaite se traduit par le rétablissement facile de la respiration, si celle-ci a été interrompue; par le maintien intégral de cette fonction, dans toute autre circonstance.

Maintenue *volontairement* en exercice, la respiration s'oppose à toute contraction réflexe de l'arrière-gorge.

Rétablie *volontairement* après son interruption, la respiration détruit à l'instant toute contraction gutturale réflexe déjà commencée.

On peut, en effet, comparer les contractions réflexes de la gorge à de simples *crampes musculaires*, et l'on sait que les crampes de la jambe, par exemple, cessent presque instantanément dès qu'on appuie fortement le pied sur le sol, la jambe étant étendue sur la cuisse, *de manière à empêcher la contraction involontaire du muscle convulsé.*

La respiration phonétique empêche de même les *contractions involontaires* des muscles de la gorge par une *contraction volontaire* de ces mêmes muscles.

En utilisant cette notion expérimentale, nous serons amenés à prolonger la durée de l'*expiration* et à raccourcir celle de l'*inspiration* pour vaincre les premières intolérances gutturales.

Il est facile, en *filant un son*, par exemple, selon l'expression et la pratique des artistes chanteurs, de prolonger la durée d'une *expiration phonétique.*

Mais, parmi les sons vocaux, il en est qui ouvrent plus ou moins le pavillon vocal, et l'on sait, par exemple, que le son *ééé* ou l'imitation phonétique du bêlement est l'artifice vocal qui efface le plus tous les replis gutturaux et déprime le plus la base de la langue.

Un *bêlement méthodiquement prolongé* réalise donc une *expiration* qui doit, en tant que mouvement volontaire, neutraliser les mouvements *involontaires* de la susceptibilité gutturale.

Ce fait expérimental est, en effet, réel et constant.

3

Si, pendant un bêlement méthodiquement prolongé, on expérimente la tolérance du gosier, on constate l'indifférence parfaite de la langue au contact de l'abaisse-langue, de la luette et du voile au contact du miroir laryngien.

Cette tolérance se maintient pendant toute la durée de cette expiration volontaire, mais elle cesse au moment de la reprise d'haleine (inspiration) pour se manifester de nouveau au cours de l'expiration suivante *volontairement prolongée*. Et on observe des alternatives de tolérance et d'intolérance en rapport avec l'expiration et l'inspiration.

On constatera ainsi que l'influence de la volonté est moindre sur l'inspiration que sur l'expiration.

Un assez grand nombre de personnes peuvent cependant, du premier coup, reprendre haleine sans aucune contraction réflexe; d'autres, plus impressionnables, éprouvent quelques contractions réflexes à la reprise d'inspiration; quelques-unes enfin ont une réelle difficulté à reprendre haleine *avec l'instrument explorateur dans la bouche*.

Il suffit généralement de quelques exercices méthodiques pour parvenir à reprendre haleine, sans contraction réflexe, pendant l'examen; et, dès lors, l'exploration laryngoscopique se fait à loisir au cours d'une respiration régulière et *volontairement réglée*.

C'est, à n'en point douter, ce rétablissement de la respiration naturelle et le maintien intégral de cette fonction qui explique et qui permet l'incroyable tolérance de la muqueuse gutturale au cours d'explorations ou d'opérations chirurgicales intra-pharyngiennes ou laryngiennes, longues ou laborieuses, pendant lesquelles il n'est jamais question des spasmes glottiques de la *déglutition de travers* ou des contractions gutturales d'une première et maladroite exploration.

Les règles pratiques de laryngoscopie qui résultent de ces

faits d'observations et d'expérimentations sont maintenant faciles à déduire.

Avant tout on doit régler la respiration.

On s'exercera donc à imiter le *bélement grave prolongé*, qui a le double avantage d'ouvrir très largement le canal pharyngo-laryngien et de nécessiter une expiration *volontairement réglée*, et on se rendra compte de la *quantité de volonté* nécessaire à la parfaite émission du son *naturel*.

Puis, on commencera à tâter la tolérance gutturale *au cours de ce bélement prolongé*.

Ainsi, on appliquera l'abaisse-langue ou le miroir laryngien sans chercher encore à en utiliser l'introduction dans le gosier, autrement que pour en faire accepter le contact. Cette première application, faite sans brusquerie mais sans hésitation, ne sera pas prolongée jusqu'à épuisement de l'air expiré, afin d'éviter le *besoin de reprendre haleine*.

La tolérance inattendue de la muqueuse gutturale bien constatée, on essaiera, dans les exercices ultérieurs, de *reprendre haleine sans retirer l'instrument explorateur*. Ces reprises d'haleine seront le plus possible rapides et profondes pour permettre de nouvelles et longues *expirations*.

Après quelques tâtonnements, et avec un peu de dextérité dans l'emploi des instruments, on n'éprouve aucune difficulté sérieuse dans l'examen laryngoscopique.

La principale difficulté consiste donc à maîtriser assez la respiration pour la maintenir *naturelle* pendant toutes les manipulations gutturales. Quand on parvient à se rendre bien compte de l'intervention de la volonté dans les mouvements respiratoires, quand on devient capable de *mobiliser volontairement* des parties *involontairement mobilisables*, on sera étonné de l'indifférence de contact de la muqueuse gutturale.

Tout se réduit donc à respirer naturellement, sans contraction diaphragmatique involontaire, et surtout à effectuer de *lentes* et *longues* expirations.

Avec cette simple précaution, tout le monde peut à loisir se livrer à l'auto-laryngoscopie.

C'est sur soi-même, en effet, que tout médecin doit d'abord étudier ce mécanisme si intéressant d'influences nerveuses réciproques ; et ces premiers essais sont rapidement encouragés par les premiers et faciles résultats obtenus. On arrive vite à pouvoir impunément se toucher, se pincer la luette pendant une longue expiration volontairement maintenue dans des limites réglées.

On ne tardera pas à observer que les contractions réflexes gênantes commencent par un arrêt dans l'*expiration* (phonétique ou non); et cette interruption involontaire a son point de départ dans une *contraction diaphragmatique* analogue à celle du début de la *nausée*. On doit donc s'attacher à surveiller cette tendance à la contraction diaphragmatique. La moindre contraction se traduira par une altération du son émis dans l'expiration phonétique.

La voix s'*étrangle;* elle devient *gutturale* avec la moindre contraction réflexe.

L'intégrité ou l'altération du son vocal sera donc le critérium de l'expérience, le signe certain de l'utile action exercée par la *volonté* sur les contractions gutturales réflexes.

Tant que le son vocal émis (bêlement, par exemple) sera maintenu bien naturel, c'est-à-dire tant que la *volonté* conservera la direction de l'*expiration phonétique*, la tolérance gutturale sera absolue.

Dès que le son vocal émis cessera d'être bien naturel, dès qu'il s'altérera dans son timbre, dès que la voix s'étranglera ou deviendra gutturale, c'est-à-dire dès que la *volonté faiblira*, dès qu'elle perdra la direction de l'expiration, aussitôt la tolérance gutturale disparaîtra, et les, mouvements *involontaires* de l'arrière-gorge primeront ses mouvements *volontaires*.

Chaque pas fait avec attention et intelligence dans ces exercices autoscopiques apporte d'ailleurs sa récompense et ses encouragements, et bientôt on arrive à promener son regard jusque dans les profondeurs les moins accessibles de sa propre trachée.

Une fois bien exercé à l'auto-laryngoscopie, on pratiquera l'examen sur autrui. Celui-ci ne demandera plus alors que de la patience ; il ne sera pas autrement difficile (1).

Beaucoup de personnes, même des femmes et des enfants, sont très aisément et très complètement laryngoscopées dès la première séance. Quant aux personnes les plus réfractaires en apparence, il faudra surtout s'adresser à leur imagination, les distraire de l'examen, en un mot s'emparer de leur état mental.

Il faut se borner d'abord à des séances préparatoires, destinées à leur apprendre à manœuvrer leur pharynx.

De temps en temps, et, autant que possible devant témoins, on introduira, lentement et très légèrement, soit l'abaisse-langue, soit le laryngoscope. Le témoignage d'un

(1) Ma position de médecin consultant aux eaux de Cauterets m'a permis de faire là, depuis 1862, d'innombrables examens laryngoscopiques. J'ai remarqué que, toutes choses égales, les races du Nord (Anglais, Russes, Danois, etc.) sont beaucoup plus faciles à examiner que les races méridionales (Espagnols, Italiens, Grecs, Égyptiens, etc.). Cette insensibilité gutturale relative me paraît devoir être rattachée à des conditions d'éducation, spéciales et différentes, d'où résulte une plus grande impressionnabilité, alimentée par une *imagination* plus vive et plus active, chez les populations du Midi. Notre clientèle française présente aussi le reflet de cette influence. On a bien plus vite examiné le larynx d'un habitant (femme ou enfant) de certains départements du nord de la France que celui d'un habitant de nos départements du Midi.

*

tiers est utile pour convaincre le patient de cette introduction; car il n'en a pas généralement conscience; et si on lui
demande, après avoir retiré l'instrument : « Qu'avez-vous
senti? » il répond toujours : « Rien. »

On ne doit jamais essayer la tolérance de contact de la
muqueuse gutturale, tant que l'on n'est pas certain de la
coopération complète et *volontaire* du patient.

Pour s'assurer de cette *coopération consentie*, il est indispensable de faire *filer un son*, comme dans le bêlement.
Quand la voix est *parfaitement naturelle*, c'est-à-dire quand
elle n'a aucun caractère guttural ou nasillard (ce qui impli-
que une absence totale de contraction réflexe), alors, mais
alors seulement, on peut porter sans hésitation l'instrument
explorateur à sa place gutturale (l'abaisse-langue jusque sur
la base de la langue, le laryngoscope contre la luette et le
voile). A la condition de maintenir un bêlement naturel,
l'instrument explorateur sera *indifférent*, il ne sera pas même
senti par la muqueuse touchée.

A partir de ce moment, la personne examinée, bien con-
vaincue de l'innocuité de l'exploration, se prêtera sans peine
et aussi longuement qu'il sera nécessaire à toutes ses exigences.

Toute brusquerie d'exploration gutturale est une brutalité
que l'on doit soigneusement éviter; elle peut rendre impossibles des explorations ultérieures, en déterminant des contractions réflexes énergiques à la seule *vue* de l'instrument dirigé
vers la bouche. Les réflexes de la susceptibilité gutturale sont
d'autant plus difficiles à vaincre qu'ils ont été déjà mis en
jeu; il en résulte ce que Traube a appelé la *nausée mentale*,
avec laquelle il faut quelquefois compter.

La répétition méthodique des contacts gutturaux produit
d'ailleurs rapidement, par une sorte d'accoutumance, l'indif-

férence des organes. L'*habitude* s'établit; et, comme tous les observateurs l'ont remarqué, les premiers essais sont les seuls laborieux.

C'est donc l'*habitude de contact* aidée, je le crois, par des *respirations volontairement méthodiques*, qui permet la laryngoscopie journalière et toutes les manipulations intra-laryngiennes qui en sont la conséquence.

En concentrant l'attention du malade sur le timbre normal de la voix à émettre, on le fait en réalité respirer, d'une manière plus ou moins inconsciente mais certainement *volontaire*, puisqu'il doit régler lui-même la quantité d'air expiré et l'intensité du courant, et, par là, on le rend insensible aux attouchements gutturaux.

Les moyens locaux plus ou moins anesthésiques tour à tour préconisés me paraissent inefficaces et inutiles. Dans une pratique étendue de vingt années, je ne m'en suis jamais servi, n'en ayant jamais eu besoin. Ils ne sauraient avoir d'autre action que d'habituer la muqueuse gutturale au contact de l'instrument qui applique le médicament anesthésique, et aussi de rassurer le patient, en agissant sur son imagination.

Ouvrages à consulter, cités dans ce mémoire.

BABINGTON. — *Lond. med. gaz.* Vol. III. Londres, 1829.

BATTAILLE. — *Nouv. recherches sur la phonation.* Paris, 1861.

BENNATI (F.). — *Études physiol. et pathol. sur les organes de la voix humaine.* Paris, 1831. In-8° av. 3 pl.

— *Mécanisme de la voix.* Paris, 1832. In-8°

BERNARD (Cl.). — *Recherches expérim. sur les fonctions du nerf spinal, ou accessoire de Willis* (Mémoires présentés par divers savants étrangers, à l'Académie des sciences). Paris, 1851. In-4°.

BEAUNIS. — *Nouveaux éléments de physiologie humaine*, 1876.

BAUMÈS. — *Comptes rendus des travaux de la Soc. de médecine de Lyon de 1838.* — Rapport de Rougier. Lyon, 1840.

CAGNIARD DE LATOUR. — *Journal l'Institut*, 1826, n° 236. — Sur la voix, *ibid.*, 1836, 1837, 1838.

CZERMAK (J.-N.). — *Der. Kehlkopfspiegel.* Leipzig, 1860.

— *Du Laryngoscope et de son emploi en physiologie et en médecine.* Paris, 1860. In-8°, 2 planches, 31 figures. (Traduction française).

— *Id.* 2e édit. allemande. Leipzig, 1863.

Le premier article laryngoscopique de l'auteur a paru dans *Wiener Med. Wochenschrift*, 27 mars 1858.

EUSTACHE. — *La voix, la parole et leurs organes.* Thèses. Montpellier, 1869.

FAUVEL (Charles). — *Du laryngoscope au point de vue pratique.* Thèses. Paris, 1861, n° 226.

FOURNIÉ. — *Étude pratique sur le laryngoscope.* Paris, 1863.

— *Physiologie de la voix et de la parole.* Paris, 1866.

GARCIA (Manuel). — *Mém. sur la voix humaine*, présenté à l'Académie des sciences en 1840. Paris, 1840. In-8°. — 2e édit. Paris, 1847.

— *Traité complet de l'art du chant*, 1841. — 5e édit., 1864. In-4°.

— *Observations physiologiques sur la voix humaine (Gazette hebdomadaire de méd. et de chir.* Paris, 1855. — Réimprimé dans la *Notice sur l'invention du laryngoscope*, par Richard. Paris, 1861).

GUINIER (H.). — *L'emploi du laryngoscope (Montpellier médical)*, novembre 1860, t. V, p. 474; janvier 1861, t. VI, p. 89. — *Gazette des Hôpitaux*, 1865, 20 juin, 1er août : Expériences sur le gargarisme ; — *Union médicale*, 1866, 14 avril : Insensibilité du pharynx.

— *Le laryngoscope à Cauterets*, étude du gargarisme laryngien. Paris et Montpellier, 1868. In-8°, 6 planches gravées.

— *Traitement curatif des maladies de la gorge et du nez et des surdités catarrhales. Méthode pratique du gargarisme laryngo-nasal.* Paris et Pau, 1876. — Id., 2e édition, 1878. — Idem, 3e édition, augmentée de la Pulvérisation, l'Inhalation, les Douches gutturales, etc. Paris et Pau. — G. Cazaux, éditeur à Pau, 1881. (Ouvrage de vulgarisation pour le public et les médecins. — Prix : 1 franc.)

— *Nouvelles études laryngologiques*, 1881 : *Déglutition de travers; — Tumeurs éphémères ou non permanentes du larynx; — Rôle de la portion libre de l'épiglotte et des fossettes glosso-épiglottiques dans la déglutition.*

IGLESIAS. — *De la Laryngoscopie.* Paris, 1868.

KRISHABER. — Art. *Laryngoscope*; art. *Gargarisme : Dictionnaire en-cyclopédique des sciences médicales* (en cours de publication).

LISTON (Robert). — *Pratical Surgery*, 1837 ; 4e édition. London, 1846.

LONGET (F.-A.). — *Rech. exp. sur les fonctions des muscles et des nerfs du larynx* (*Gazette médicale de Paris*, 1841). — *Traité de physiologie* ; 3e édition. Paris, 1869, vol. II.

MANDL. — *Traité pratique des maladies du pharynx et du larynx*. Paris, 1872.

MORELL MACKENSIE. — *The use of the laryngoscope*. Londres, 1865 ; traduction française : *Du laryngoscope et de son emploi dans les maladies de la gorge, avec un appendice sur la rhinosco-pie*, par E. Nicolas Duranty. Paris, 1867. In-8o, figures.

MOURA-BOUROUILLOU. — *Cours complet de laryngoscopie*. Paris, 1861. Epuisé.

— *Traité de laryngoscopie*. Paris, 1864-1865 ; 2e tirage.

— *L'acte de la déglutition ; son mécanisme*. Paris, 1867, planches et gravures dans le texte.

— *Revue clinique. — Laryngopathies*. Paris, 1874.

NICOLAS DURANTY (E.). — *Laryngite chronique*. Marseille, 1865.

— *Etudes laryngoscopiques. Diagnostic des paralysies motrices des muscles du larynx*. Paris, 1872, planches.

SEMELEDER (Fr.). — *Die laringoskopie*. Wien, 1863, avec figures.

SENN (L.), de Genève. — Observation de trachéotomie (*Journal du progrès des sciences et institutions médicales*. Paris, 1829, t. V.)

SMYLY PHILIP. — *Lectures on the laryngoscope*. Dublin, 1864. *A Mode of fixing the larynx while operating within in cavity, in connexion with laryngohepy*. (*Ib.*, XLI, fév. 1866.)

SMITH (Edward). — *Sur l'occlusion de l'orifice supérieur du larynx et du pharynx pendant les efforts d'expiration et d'expulsion*. Paris, imprimerie veuve Lacour, rue Soufflot, 18. — *Journal de la physiologie de l'homme et des animaux*.

TROUSSEAU et BELLOC. — *Traité pratique de la phtisie laryngée*. Paris, 1837, in-8o, planches coloriées.

TURCK (Ludw.). — *Praktische Anleitung zur Laryngoskopie*. Wien, 1860 ; trad. franç. : *Méthode pratique de laryngoscopie*. Paris, 1861. In-8o, planche lithog. et 29 figures.

— *Recherches cliniques sur diverses maladies du larynx*. Paris, 1862.

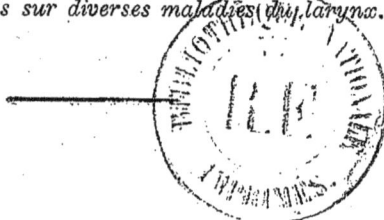

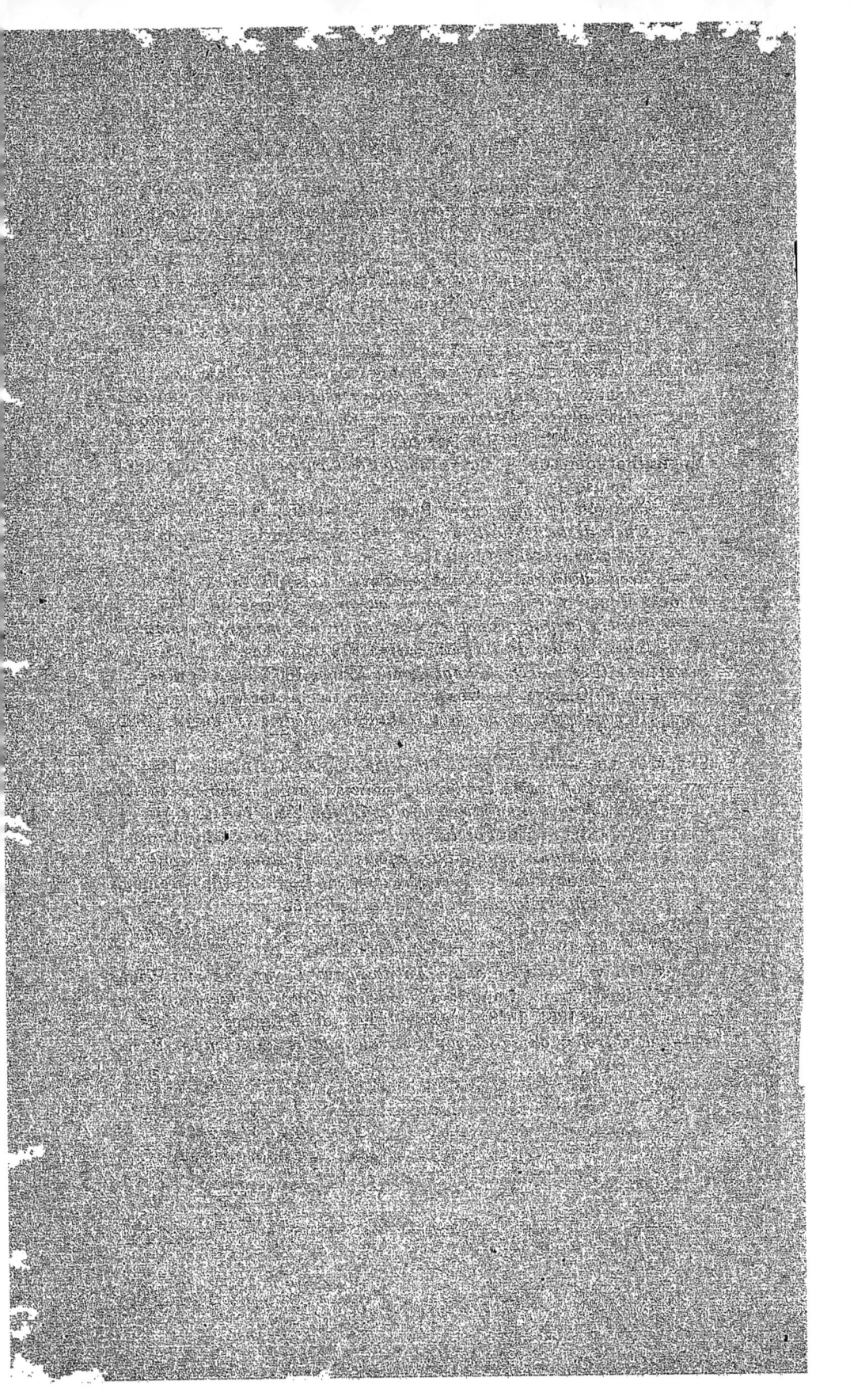

TABLE DES MATIÈRES

———

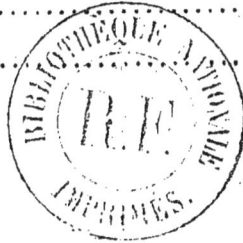

Toulouse, imprimerie Douladoure-Privat, rue Saint-Rome, 39. —2828

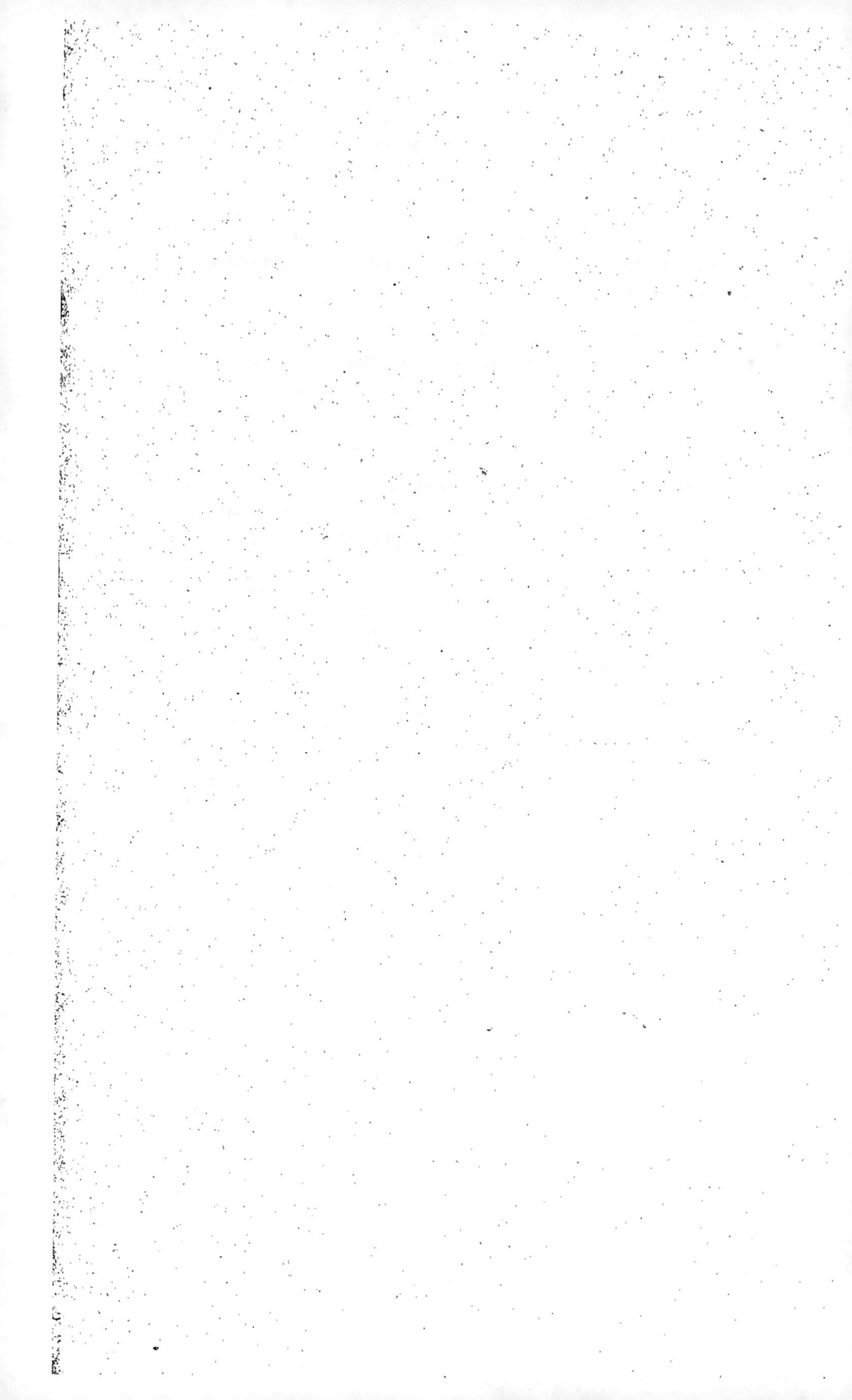

ÉDOUARD PRIVAT, LIBRAIRE-ÉDITEUR

RUE DES TOURNEURS, 45, TOULOUSE

DU MÊME AUTEUR

De la fièvre intermittente pernicieuse (Étude). In-8°,
128 pages; 1855... (épuisé).

De la fièvre intermittente pernicieuse (Note clinique).
In-8°, 40 pages; 1857............................... 1 fr.

Clinique médicale. — *Maladies de poitrine;* 1856........... (épuisé).

   —   —   *Maladies des reins.* In-8°, 40 pages; 1857. 1 fr.

Météorologie médicale (Ébauche d'un plan de). Grand in-8°,
468 pages; 1857...................................... (épuisé).

Laryngoscope (Note sur l'emploi du); 1860............... 50 cent.

La ville de Montpellier (Des conditions sanitaires de); 1863. (épuisé).

Hygiène (Introduction à l'étude de l'), ou Leçons sur la *Causalité
médicale* (professées à la Faculté de Médecine de Montpellier). In-8°,
151 pages; 1864...................................... 2 fr.

Thoracentèse sur un enfant à la mamelle. Grand in-8°, 30 pages;
1866.. 2 fr. 50

Essai de pathologie et clinique médicales, contenant des
recherches thérapeutiques spéciales sur la forme pernicieuse de la
maladie des marais, la fièvre typhoïde, la diphthérie, la pneumo-
nie, la thoracentèse chez les enfants, le carreau, la phtisie, etc.,
avec de nombreuses observations. Un fort volume grand in-8°,
compacte, 570 pages (1866). Paris, librairie Germer-Baillière,
108, boulevard Saint-Germain......................... 8 fr.

Le laryngoscope à Cauterets. — *Gargarisme laryngien.* In-8°,
avec planches; 1868. (Quelques exemplaires seulement.)....... 5 fr.

**Traitement des maladies de la gorge et du nez, et des
surdités catarrhales.** — *Gargarisme laryngo-nasal.*

    1re édition; 1876........................... 1 fr.

    2e édition; 1878........................... 1 fr.

    3e édition; 1884........................... 1 fr.

Études laryngologiques. — *Déglutition de travers, son mécanisme, ses accidents;* 1884............................. 3 fr.

Études laryngologiques. —, *Contribution à l'étude des tumeurs
éphémères ou non permanentes du larynx;* 1884............. 2 fr.

Études laryngologiques. — *Contribution à l'étude de la déglutition.* — *Du rôle de la portion libre de l'épiglotte et des fossettes
glosso-épiglottiques;* 1884............................. 3 fr.

Études laryngologiques. — *Conditions physiologiques de la
laryngoscopie;* 1884.................................... 4 fr.

Toulouse, imprimerie Douladoure-Privat, rue Saint-Rome, 39. — 2828

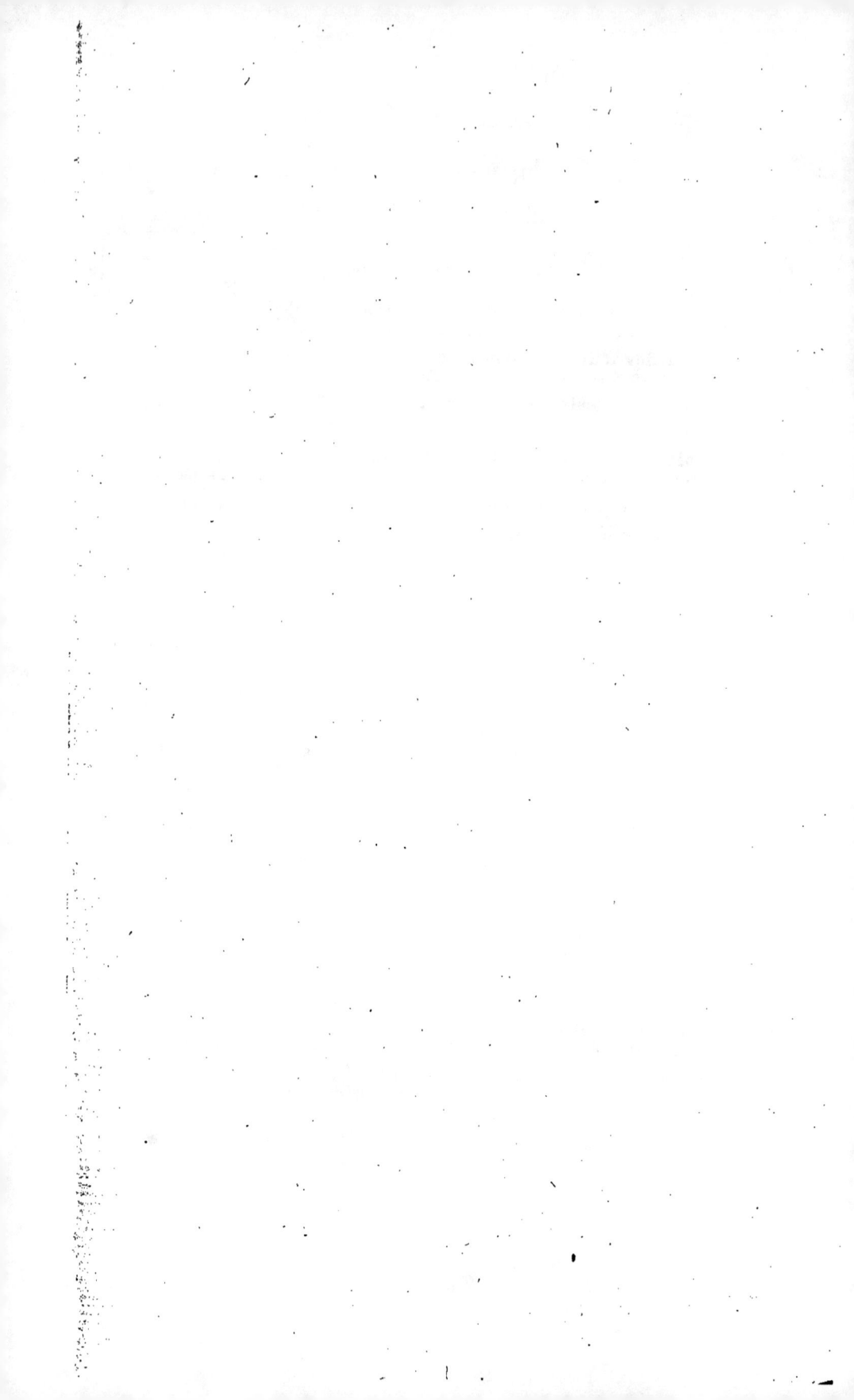

www.ingramcontent.com/pod-product-compliance
Lightning Source LLC
Chambersburg PA
CBHW071754200326
41520CB00013BA/3250